はじめに

　香り系柔軟剤ブームの始まりは2008年。2012年の第2次ブームを経てから6年。人気のあるタレントや女優を起用した多くのコマーシャルの効果もあって、「香り」は日本中を席巻し、今や「公害」と化しています。

　ドラッグストアの店頭には、さまざまな香りつきの柔軟剤や消臭・除菌スプレーが手頃な価格で並べられ、人々は気軽に手にします。しかし、良かれと思ってつけるその香りが、隣人を苦しめ、大気を汚染しているのです。

　香料は十～数百種もの物質を混合し、さまざまな溶剤も添加して作られた化学物質のかたまりです。その化学物質が化学物質過敏症（MCS）の人を増やしています。いったん、MCSになるとその症状は家族や友人に理解されにくく、患者は孤立感を深めていきます。症状が重くなると、仕事や家事ができなくなり、日常生活にも支障をきたし、自殺願望さえ抱くようになります。子どもの場合には、学校に通えないなど、教育を受ける権利さえ、奪われかねません。MCSの引き金となる香害の蔓延(まんえん)は、働けない人を増やし、結果的に、大きな社会的損失を招いているのです。

　MCSにならない、MCSから回復するためには、電磁放射線に気をつけることも大事です。本冊子の姉妹版である『スマホ汚染（電磁放射線被曝）から赤ちゃん・子どもを守る』も合わせて読んでいただければと思います。また、2冊とも母体は『スマホ汚染　新型複合汚染の真実！』です。こちらにも目を通していただければ幸いです。本冊子を、香害から身を守るために役立てていただくことを願っています。

　　　2018年9月12日

　　　　　　　　　　　　　　　　　　　　　古庄　弘枝

― 目 次 ―

　　　　はじめに　　　　　1

1章　「公害」になった「香害」　　5
　1-1　柔軟剤のニオイで体調不良に　6
　1-2　約9割の女性が香り付き洗濯洗剤を使用　8
　1-3　患者たちは訴える　10

2章　香害の原因　　13
　2-1　芳香柔軟剤の成分は　14
　2-2　消臭・除菌スプレーの成分は　16
　2-3　香料成分（化学物質）の約半分は危険有害　18

3章　化学物質過敏症と電磁波過敏症は表裏一体　　21
　3-1　電磁放射線は血液脳関門を開かせる　22
　3-2　化学物質過敏症の改善に欠かせない電磁放射線対策　24
　3-3　化学物質・電磁放射線が増やす発達障害　26

4章　香害のない社会をつくる　　29
　4-1　香害を「スマート」に広く知らせる　30
　4-2　公共の場の「香害ゼロ」を拡大する　32
　4-3　自らシックスクール対策に取り組む　34

5章　香害から身を守るために　　37
　5-1　シンプルな石けんライフを　38
　5-2　有害化学物質を取り込まない食事を　40
　5-3　電磁放射線の少ない環境を　42

6章　化学物質過敏症サバイバーたち　……………… 45

　6-1　セルフヘルプグループ
　　　「CS 和の会」主催　　猿渡温美さん　　46
　6-2　「設楽茶油」の商品化で起業　　杉浦 篤さん　　48
　6-3　アトピー・アレルギーの子にも安心な
　　　家庭保育室開設　　松岡かよ子さん　　50
　6-4　化学物質過敏症患者による
　　　化学物質過敏症患者のための憩いの場
　　　「はなちゃんカフェ」を経営　　伊藤 香さん　　52
　6-5　奈良県御杖村に「環境村」をつくりたい
　　　小林恵利子さん　　54

インフォメーション

① 化学物質過敏症の母・子が学校・社会に望むこと　12
② 化学物質過敏症患者を支援する患者会・支援組織　20
③ 専門的な診察が受けられる医療機関　28
④ 化学物質過敏症ってなんだろう？　36
⑤ 「香害から身を守る」ための本・映画　44
⑥ 下水処理場下流に生息する
　　あらゆる生き物の中に合成ムスク　56

※表記について

「化学物質過敏症」（Multiple Chemical Sensitivity）は「MCS」と、「電磁波過敏症」（Electromagnetic Hyper Sensitivity）は「EHS」と略表記します。
なお、会の名前などの固有名詞に「CS」「ES」が使われている場合は、そのまま表記します。

自治体、患者団体等が発行する「香料自粛のお願い」ポスターやチラシ

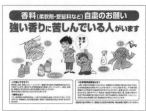

香料自粛を求める会

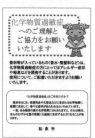

大阪府和泉市

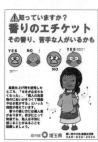

埼玉県

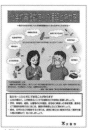

大阪市

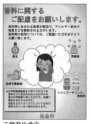

千葉県佐倉市

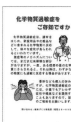

大阪府富田林市

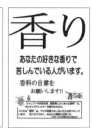

小樽・子どもの環境を考える親の会

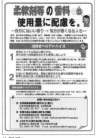

佐賀県

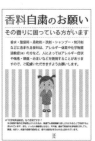

岐阜県各務原市

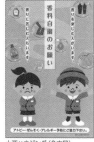

大西ハウジング（名古屋）
CSあいちReの会

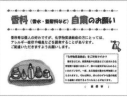

島根県益田市

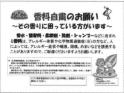

岐阜県

（日本消費者連盟HPより）

1章

「公害」になった「香害」

1-1　柔軟剤のニオイで体調不良に

■近隣の洗濯物がクサイ

　日本消費者連盟が香りの害で苦しむ人を対象に、2017年7月26日と8月1日、電話相談「香害110番」を実施しました。すると、電話は鳴りっぱなし。メールやファックスによるものを入れると、相談は213件にのぼりました。

　被害でもっとも多かったのは、「近隣の洗濯物のニオイ」でした。「柔軟剤のダウニーを使う隣家のニオイで息苦しくなる」「ニオイのせいでベランダに出られない」など。相談者が訴える体調不良の主な症状は、めまい、吐き気、頭痛、脱力、思考低下、喉(のど)の痛み・腫(は)れ、咳(せき)・喘息(ぜんそく)の発作などなど。

　「健康被害が続き、普通の生活が困難」「苦しさが周りの人に理解されず孤立しがち」「香害は公害であることを世間に知らせて」という内容が大半でした。

　■相談者の約半数が化学物質過敏症

　相談内容をまとめた『香害110番　香りの洪水が体を蝕む』によると、声を寄せた人の約半数が化学物質過敏症（MCS）の診断を受けていました。MCSとは、微量の化学物質に反応して全身にさまざまな症状が出る病気です（09年に病名登録）。

　2012年に行われた「化学物質に対する高感受性全国実態調査」（東 賢一・内山巌雄氏）によると、「MCSと診断された人」は約1％（100万人）、「潜在的な患者」と「MCSの可能性の高い人」の合計は約12％（1200万人）となっています。

　ちなみに、新潟県上越市が市内全小中学生を対象とした調査(2010年)では、「MCS様の症状を示す児童生徒の割合」は、小1で6.4％、中3では17.9％となっていました。

化学物質過敏症の診断

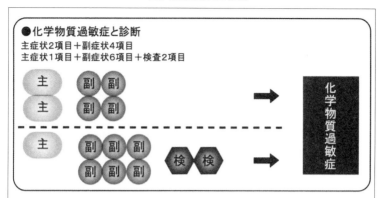

●化学物質過敏症と診断
主症状2項目＋副症状4項目
主症状1項目＋副症状6項目＋検査2項目

主症状＝①何回も頭痛が起きる、あるいは頭痛が長く続く
　　　　②筋肉痛あるいは筋肉の不快感がある
　　　　③倦怠感や疲労感がずっと続く
　　　　④関節痛がある

副症状＝①のどが痛む
　　　　②微熱がでる
　　　　③下痢、腹痛、便秘がある
　　　　④まぶしさを感じたり、一過性の暗点が生じる
　　　　⑤集中力、思考力が低下したり、物忘れがひどくなる
　　　　⑥すぐ興奮したり、精神不安定になったり、
　　　　　不眠になったりする
　　　　⑦皮膚のかゆみや感覚異常がある
　　　　⑧月経過多などの異常がある

検査の結果＝①瞳孔検査で瞳孔の縮み方に異常がみられる
　　　　　　②コントラスト感度検査で明暗比のコントラスト
　　　　　　　の識別能力が低下している
　　　　　　③眼球の追従運動にガタガタした動きが入る
　　　　　　④脳の画像検査で血流の異常がみられる
　　　　　　⑤ブーステストで化学物質に反応が現れる

『化学物質過敏症BOOK』（宮田幹夫著、アメリカ環境健康財団日本支部）より

1-2　約9割の女性が香り付き洗濯洗剤を使用

■体調不良になっても使用

　20代から50代の女性を対象にした「香り付き洗濯洗剤に関する調査」があります。2016年4月22日～28日までインターネット上で行われたシャボン玉石けんの調査です。サンプル数は415人。

　「あなたは香り付きの洗濯洗剤を使用していますか？」という質問に、「使用している」は88％、「使用しない」は12％でした。

　「人工的な香りを嗅いで、頭痛、めまい、吐き気などの体調不良を起こす『香害』が問題になっているのを聞いたことがありますか？」という質問に、「知っている」は51％、「知らなかった」は49％でした。

　さらに、「人工的な香料のニオイで、頭痛、めまい、吐き気、関節痛など体調不良になったことはありますか？」という質問に、「ある」は59％、「ない」は41％でした（右頁グラフ）。

　この調査から明らかになったのは、「香害」の問題を知っている人も、香料のニオイで体調不良になったことがある人も、香り付きの洗濯洗剤を使用しているという事実でした。

■ニオイで学校に「通えない」・「休学」・「退職」

　シャボン玉石けんでは、「柔軟剤や、洗剤の人工的な香りで苦しんでいる人がいる」として、4人の事例をホームページにあげています。真冬にグランドの片隅で個別指導を受ける小学校2年生（男）、学校に通えなくなった小学校6年生（男）、休学状態の高校2年生（女）、退職に追い込まれた臨時教員（女）です。

　すでに、香害は深刻な社会問題と化しているのです。

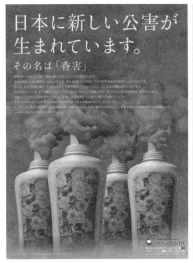 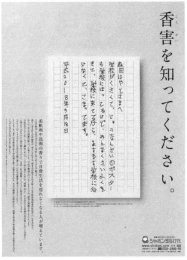

シャボン玉石けんが朝日新聞と毎日新聞に出した意見広告
(左:2018年6月5日付、右:2018年6月9日付)

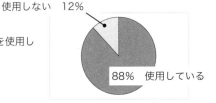

Q. あなたは香り付きの洗濯洗剤を使用していますか?
使用しない 12%
88% 使用している

Q. 人工的な香りを嗅いで、頭痛、めまい、吐き気などの体調不良を起こす「香害」が問題になっているのを聞いたことがありますか?
51% 知っている
知らなかった 49%

Q. 人工的な香料のニオイで、頭痛、めまい、吐き気、関節痛など体調不良になったことはありますか?
59% ある
ない 41%

シャボン玉石けんによる「香り付き洗濯洗剤に関する調査」
(シャボン玉石けんHPを元に作成)

1-3　患者たちは訴える

■研究者・専門家に「声」を届ける

　2018年7月7、8日の二日間、三重県津市にある三重大学で第27回日本臨床環境医学会学術集会が開かれました。タイトルは「トータルヘルス社会の実現に向けて」。

　その際、化学物質過敏症（MCS）（電磁波過敏症〈EHS〉を含む）患者の「声」を集めて展示するブースが設けられました。同集会に参加する研究者や専門家に患者の思いを伝えようという趣旨からでした。「声」を寄せたのは、全国11の患者団体（右頁下）でした。

■「学びたい」のに学べない、「働きたい」のに働けない

　「学校がくさくていけません　8歳」

　「MCSとEHSを発症しています。娘が高2のときから別々に住んでいます。娘の行動範囲が広がったため、いろいろなニオイがついてくるようになりました。自分の病気の関係で子どもと一緒に住めなくなり、悲しいです」

　「私は虫のレベルで殺虫剤・防虫剤に苦しんでいます。私は菌のレベルで殺虫剤・防虫剤に苦しんでいます。（中略）皆様！私は何を食べて生きればよいのでしょうか？　何を吸って呼吸をすればよいのでしょうか？」

　「MCSを発症して18年。失職して9年に。周囲の環境から強く負担を受ける身体でも、障害者扱いでもなく、支援は受けられません」

　悲痛な「声」は8歳から70代まで、女性・男性を問わず寄せられました。「学びたい」のに学べない。「働きたい」のに働けない。患者の叫びがびっしりとボードを埋めていました。

用紙にびっしりと書かれた患者の「声」

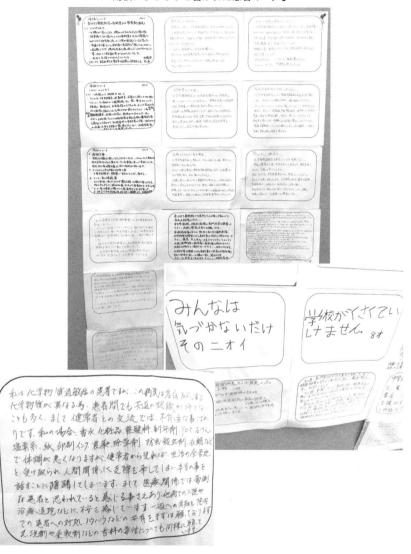

「声」を寄せた全国の患者会

「あらかい健康キャンプ村」（福島県）・「いのち環境ネットワーク」（北海道）

「えひめCS・ES患者の会」（愛媛県）・「化学物質過敏症　あいちReの会」（愛知県）

「化学物質過敏症　奈良カナリアの会」（奈良県）・「京都・環境病の会」（京都府）

「ぐりーんらいと　化学物質過敏症発症者の会」（滋賀県）・「CS・ESにこにこ広場」（北海道）

「CS憩いの仲間　化学物質過敏症本人とその家族のための情報交換会」（埼玉県）

「CS和の会　化学物質過敏症の仲間たち」（神奈川県）

「化学物質過敏症　ゆるゆる仲間」（高知県）

インフォメーション①
化学物質過敏症の母・子が学校・社会に望むこと

■教室に入れない

　幼少期に防虫剤への曝露(ばくろ)で化学物質過敏症（MCS）になり、その後、入学した小学校の塗装工事が原因でシックスクール症候群を発症したユウくん（小学3年生）。ユウくんは衣類の香害や、工事の揮発物のために校舎に入ることができず、グラウンドに張られたタープテントや、ドアや窓を全開した体育館で、一人、授業を受けています。

　母親のミサさんも MCS を発症しており、学校の参観日には香害のため教室に入れず、運動会などのときも香害を避け、人の少ない校庭の端で見学しています。

　2人が学校や社会へ望むことは以下のことです。

■教室や校舎に入れなくなった児童の救済を
●ユウくん
①どこに行っても空気が綺麗になること。
②教室が、外の空気と同じくらい綺麗になってほしい。
●ミサさん
①シックハウス関連、合成香料、抗菌・消臭製品など、成分や揮発物の有害性を調べ、より厳しい規制を。
②洗剤が香害臭くない日本に。害を知り、安全なものを選んで。学校や公共の場では香害の規制を。
③ MCS やシックスクール症候群の診断書が書ける医師の増加を。
④シックスクール症候群や MCS などで教室や校舎に入れなくなった児童の救済を。子の実情にあったベストな方法で支援を。
⑤学校・通学路における予防的な農薬・除草剤の散布の禁止。全学校で農薬・除草剤・ワックス（教室・体育館）を禁止。
⑥給食のアレルギー対応として、抗生物質不使用の肉・魚・卵、オーガニックの米・小麦・野菜・フルーツ、添加物不使用の食品の選択肢を。食器はプラスチック不使用。
⑦ウレタン不使用の「綿100%」の指定服（体操服・制服・紅白帽も）の選択肢を設けて。
⑧ MCS でも安心して通えるような、空気の綺麗な学校の建設を。
⑨塗装などの工事をする際には、児童の避難を。

2章

香害の原因

2-1　芳香柔軟剤の成分は

■香料は「アレルギーの原因物質」

　芳香柔軟剤「フレアフレグランス」（花王）のボトルには「香り、華やかに生まれ続ける」と記されています。香りの成分は、成分表には「香料」としか書かれていません。家庭用品品質表示法では香料の成分を表示する義務がないためです。

　香料には約4000種類の成分があり、世界中で約500種類の合成香料が流通しています。香料に詳しい渡部和男さん（医学博士）は、「香料の健康影響」について、自らのサイトで次のような点を指摘しています。

○アレルギーの原因物質として働く。喘息を誘発・悪化も
○ホルモン撹乱作用をもつ物質が含まれているものも
○遺伝的性質を変化させる毒性・発がん性をもつものも

■アロマカプセルには強毒性の「イソシアネート」も

　柔軟・抗菌成分としては、「エステル型ジアルキルアンモニウム塩」という陽イオン系の合成界面活性剤が入っています。しかし、この物質の生殖発生毒性や発がん性の試験は行われていません。さらに、「ポリオキシエチレンアルキルエーテル」という非イオン系の合成界面活性剤も含まれています。これは、環境省が「人の健康を損ない、動植物の生育に支障を及ぼす物質」に指定し、監視している物質です。ちなみに、界面活性剤には、「陰イオン」「非イオン」「陽イオン」「両性」の4種類がありますが、最も毒性の強いのが「陽イオン」です。

　香りが生まれ続ける理由は、香りを閉じ込めた「アロマカプセル」が時間をずらして破裂しているからです。しかし、カプセルがポリウレタン製の場合には、「イソシアネート」という極めて毒性の強い物質が使われています。要注意です。

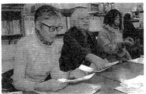

「柔軟剤から欧米規制物質」
健康被害の原因成分検出

NPO、2市に情報提供

化学物質過敏症など揮発性有機化学物質による健康被害問題に取り組んでいる研究者や医師、市民などでつくるNPO化学物質による大気汚染から健康を守る会茨城事務所(津谷裕子事務局長)は、衣類の洗濯などに使用が規制されている揮発性有機化学物質のイソシアネート=メモ参照=が検出されたとして、2日、土浦とつくば市の消費生活センターをそれぞれ訪れ、情報提供した。

同NPOによると今年の夏ごろ、つくば市内の女性から「柔軟剤の匂いが苦くてたまらない」、病院に入院した女房が原因不明のまま退院した。「苔蘚が続いていた」という相談があった。10月から守谷市内の女性から「柔軟剤の匂いで体調が崩れしい」などの相談を受けた。

当初、柔軟剤に危険なものが入っているはずがないと思い、別の発症原因を検討していたが、その後、長く寄る生活センターが調査を実施し調査の結果、ようやくイソシアネートを含む各種樹脂のマイ

イソシアネート
揮発性有機化学物質の中でも毒性が高く、目や喉の粘膜刺激による刺激機能不全や呼吸困難、ごく低濃度でも結膜機能不全を呼吸困難、建築資材のほか、繊維加工や塗料・接着剤などにも使われ、国内では1990年代半ばから生産・輸入が急増している。

ロカプセルで香り成分を包む特性があることから、他の成分が空気中にわずかに存在していて、定したところイソシアネートが検出された。

ては2013年、国民に、「化学物質に軟らかさ」などと謳って、要」などと報告している。100種類の成分の中にイソシアネートは入っていない。

土浦市消費生活センターによると、柔軟剤に関する相談は今年以降、年々増加傾向にあるという。同センターは「国民生活センターと情報を共有したい」としている。
(鈴木友子)

柔軟剤に関する調査結果を示す津谷裕子事務局長（中央）
＝土浦市中央の亀城プラザ内、市消費生活センター

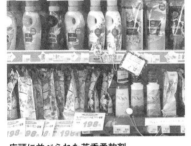

店頭に並べられた芳香柔軟剤

柔軟剤からイソシアネートが検出されたことを
報じた新聞記事
(「常陽新聞」2015.12.3)

成分名称	機能名称
水	工程剤
エステル型ジアルキルアンモニウム塩	界面活性剤／柔軟成分／抗菌成分
ポリオキシエチレンアルキルエーテル	界面活性剤
香料	香料
プロピレングリコール	安定化剤
アルキルアミドアミン	界面活性剤
クエン酸	pH調整剤
塩化カルシウム	粘度調整剤
防腐剤	防腐剤
アミノ酸系金属封鎖剤	金属封鎖剤
シリコーン	泡調整剤

フレアフレグランス（フローラル＆スウィート）の成分
(花王HPをもとに作成)

2-2　消臭・除菌スプレーの成分は

■消しきれないニオイは香料で隠す

「1秒スプレーで簡単お洗濯!」のコピーで売られている消臭・除菌スプレー「ファブリーズ」(P&Gジャパン)の主な成分は何なのでしょうか。主なものは、「トウモロコシ由来消臭成分」「除菌成分(有機系)」「香料」「水」となっています。

「トウモロコシ由来消臭成分」というのは「デキストリン」(でんぷんの一種)のことです。消臭力は強力ではありません。そのため、消しきれないニオイを蔽いかくすために「香料」が使われています。(香料の危険性は2-1参照)

「除菌成分」は「Quat(クウォット)」とされていますが、これは陽イオン界面活性剤の「第4級アンモニウム塩」と呼ばれる化学物質の別名です。その代表格は「塩化ベンザルコニウム」と呼ばれる薬剤ですが、生体への毒性が極めて強いことで知られています(右頁下表)。

■除菌成分・第4級アンモニウム塩は生殖を阻害

第4級アンモニウム塩は、細胞の膜を不安定にし、細胞を殺すなどの影響を与えます。細胞が細菌であれば殺菌作用を発揮しますが、人間の細胞にも似たような作用を与えます。

米・ヴァージニア工科大学などの研究チームによる(2015年発表)実験があります。第4級アンモニウム塩の一種をマウスに与えると、メスでは排卵数や発情回数が減り、オスでは精子の数と運動能力が低下したのです。

日本でも、新生仔マウスにファブリーズの原液を与えたところ、メスの死亡率が上がるなどの影響が出たという研究(東京都健康安全センター)があります。

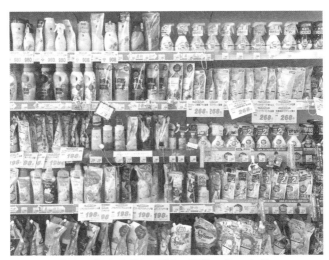

店頭にずらりと並ぶ、消臭・除菌スプレーなど

成　分	働　き
トウモロコシ由来消臭成分	ニオイのもとの分子をとり込み、消臭します。
除菌成分（有機系）	Quat（クウォット）。特定の除菌成分の総称です。
香料	布からさわやかな香りを感じます。
水	ニオイのもとをつかまえるのを助けます。

ファブリーズの主な成分内容
（P＆GのHPをもとに作成）

タイプ	種類	成分の名称	性質	主な用途	毒性の強さ
第4級アンモニウム塩	ベンザルコニウム型	塩化ベンザルコニウム 塩化ベンゼトニウム	生体への毒性が極めて強い殺菌剤	殺菌剤・除菌剤・抗菌剤・逆性せっけん・消臭剤	非常に強力
	ジアルキル型	ジアルキルジモニウムクロリド エステル型ジアルキルアンモニウム塩など	マイナス静電気に対して吸着して柔軟効果	衣類用柔軟剤 抗菌剤・帯電防止剤	強め
	モノアルキル型	ラウリルトリモニウムクロリドなど	帯電防止 柔軟効果	ヘアコンディショニング剤・抗菌剤など	強め
第3級アミン類	脂肪族アミドアミン塩	コカミドプロピルジメチルアミンなど	皮膚や粘膜への刺激が弱い	低刺激の柔軟剤	弱め
	アルキルアミン塩	ジエチルヘキシドアミンなど	弱い殺菌作用 乳化剤	乳化剤・防腐剤	やや弱め

陽イオン界面活性剤のタイプ・種類・成分・性質・用途・毒性の強さなど
（『香害110番』日本消費者連盟より）

2-3　香料成分（化学物質）の約半分は危険有害

■「地球のための女性の声」が情報公開を要求

　香料の世界市場規模は2兆円を超え、その規模は拡大するばかりですが、香料の成分は未だ「企業秘密」です。

　「香害」は、日本だけではなく海外でも大きな問題になっています。米国で行われたサーベイ・サンプリング・インターナショナルによるウェブ調査（1137人対象）によると、現在、米国人の約4人に1人が化学物質過敏症（医師の診断・自己診断）であるとわかりました。

　そんな米国で、消費者団体「地球のための女性の声（WVE）」が、香料業界の国際組織「国際香粧品香料協会（IFRA）」に、香料や添加物などに使われている化学物質の情報公開を求めました。それを受けてIFRAは会員企業が使用する約3000種類の人工化学物質リストを公表しました。

■「急性毒性」のあるものが44種

　WVEの調査で、3000種類の約半分（1506種）に危険や有害性があることが判明しました（2015年報告書）。

　その中には、「化学品の分類および表示に関する世界調和システム（GHS）」において、「急性毒性」の項目に含まれるものが44種、「危険（危険性大）」に含まれるものが190種、「警告（危険性小）に含まれるものが1175種、「人体に有害」に含まれるものが97種ありました。（右頁上図）

　GHSとは、化学物質の危険性や有害性を、世界共通の基準で分類・表示し、健康リスクや注意事項などを知らせるために作られたもの。危険有害性のタイプを9種類のイラスト（右頁下図）で表現しています。

GHSの分類		分類された数
☠ (髑髏マーク)	急性毒性(区分1〜3)	44
❗ (感嘆符マーク)	危険(危険性大) 皮膚や目などに刺激性	190
	警告(危険性小) 皮膚や目などに刺激性	1175
👤 (人体マーク)	人体に有害 呼吸器感作性、発がん性、生殖毒性など	97

IFRAが公表した香料とその調合などに使う化学物質約3000種類のうち1506種の化学物質は、GHSで毒性や危険性ある化学品に分類されています。

IFRA 公表の化学物質の約半分に危険有害性あり
(『JEPA ニュース』Vol. 112 Aug. 2018 より)

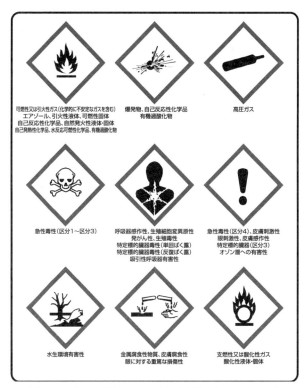

GHS が作成した9種の危険有害性を表すシンボルマーク
(環境省「GHS パンフレット」より)

インフォメーション②
化学物質過敏症患者を支援する患者会・支援組織

○相談など
■化学物質過敏症支援センター
　神奈川県横浜市中区南仲通4-39-5F
　　☎045-222-0685／FAX 同0686

○対策素材など
■パハロカンパーナ自然住宅研究所
　京都市右京区京北塩田町椎ノ川原11-2
　　☎075-854-0164／FAX 同1241

○患者会（ホームページは名前で検索してください）
■「CS和の会　化学物質過敏症の仲間たち」（神奈川県）
■「化学物質過敏症　あいちReの会」（名古屋市）
■「化学物質過敏症・ゆるゆる仲間」（高知県）
■「えひめCS・ES患者の会」（愛媛県）
■「ぐりーんらいと　化学物質過敏症発症者の会」（滋賀県）

○公的機関（相談窓口）・市民団体
■国民生活センター（☎03-3446-0999）
■消費生活センター（☎188局番なし）
■化学製品PL相談センター（☎0120-886-931）
■公害・環境なんでも110番（☎03-3581-5379）
■日本消費者連盟（☎03-5155-4765）
■反農薬東京グループ
■化学物質問題市民研究会
■ダイオキシン・環境ホルモン対策国民会議

3章

化学物質過敏症と電磁波過敏症は表裏一体

3-1　電磁放射線は血液脳関門を開かせる

■スマホの電磁放射線が有害物質を脳内に

　脳の毛細血管には、脳の内部を異物や毒物から特別に保護するために「血液脳関門（BBB)」という関門があります。

　BBBを通過できるのは、脳の活動に必要な酸素、ブドウ糖、水分、必須アミノ酸など。低分子（分子量約500以下）で、脂溶性、電化のないものに限られます。ところが、携帯電話やスマートフォンなどに使われている電磁放射線を浴びると、BBBが開き、有害物質が脳内に侵入するのです。

　2003年、神経外科医のリーフ・サルフォード（スウェーデン・ルンド大学）が、人間の10代に相当するラットに携帯電話の電磁放射線を照射する実験を行いました。すると、BBBが開き、たんぱく質のアルブミン（分子量約6万6200）が脳内に侵入することがわかったのです。BBBが開いた結果、ラットの脳は血液中の有害物質に対して無防備なままになってしまったのです。さらに、実験を1年間続けると、ラットから「健忘症」「老衰」「記憶喪失」を示す証拠（海馬の損傷・脳神経細胞の死）が確認されました。

■Wi-Fiのある空間で「香害」はより危険

　つまり、電磁放射線のつよい場所（基地局の近く、Wi-Fiの近く、スマホを耳に当てて会話するとき）では、BBBが開きやすく、有害な香料などの化学物質が脳内に浸透しやすいということです。とくに、子どもは脳が柔らかいので、電磁放射線を吸収しやすく、大人よりも影響を受けやすくなります。

　幼児にスマホを持たせたり、幼児をWi-Fiのある空間に置いたりすることは避けたいものです。

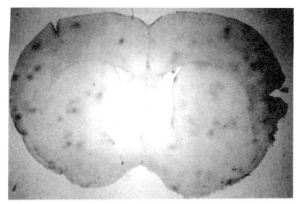

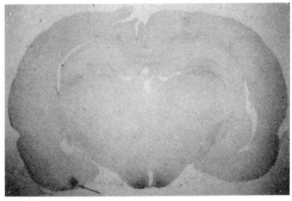

電磁放射線を浴びせたために血液中のアルブミンが脳に染みだしたラットの脳（上）
電磁放射線を浴びせていないラットの脳（下）

（『危ない電磁波から身を守る本』植田武智著、コモンズより）

血液脳関門は、脳の防御システム

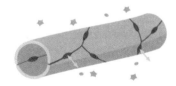

■脳以外の毛細血管
毛細血管の細胞には隙間があり、血管内の物質は血管内外を自由に出入りできる。

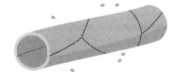

■脳の毛細血管
毛細血管の細胞どうしは固く閉ざされているため、脳内に流入できる物質は限られている。

豆知識 ストレスによって血液脳関門のチェック機能が壊され、本来通過しない物質が脳内に入ってしまう可能性があることを示唆する研究結果が報告されている。

「脳以外の毛細血管」と「脳の毛細血管」の図

（『脳のしくみ』新星出版社より）

3-2 化学物質過敏症の改善に欠かせない電磁放射線対策

■化学物質過敏症患者の60％以上は電磁放射線に過敏

　長年、環境過敏症の疫学調査をしてきた北條祥子さん（早稲田大学応用脳科学研究所招聘研究員「生活環境と健康研究会」代表）は次のように明言している。

○化学物質過敏症（MCS）と診断された患者の60％以上は、電磁過敏反応を示し、症状も重篤(じゅうとく)になる。

○電磁過敏反応を示す人の80％以上は化学物質過敏反応も。

○環境過敏症はアレルギー疾患と密接な関係がある。

○MCS患者の発症・症状悪化要因は、住環境（36.0％）、電磁環境（28.8％）、香料関係（20.7％）など、多様化。

○MCS患者のアレルギー疾患（気管支喘息・アレルギー性鼻炎・アトピー性皮膚炎・食物アレルギー）が10年前より増加している。（第27回日本環境医学会学術集会シンポより）

■電磁放射線環境の改善でアレルギー疾患・がんを治す

　仙台市内で「丸山アレルギークリニック」を開く丸山修寛医師は、99％の人が電磁放射線の影響を受けており、電磁放射線環境の改善で、アレルギー疾患の患者やがんの患者が治る確率が高いといいます。病気の原因を電磁放射線との関係で診られる医師は未だ少ないのが日本の現状ですが、彼は自作の電磁波ブロッカーなどで、たくさんの患者を治しています。

　ひどいアトピー性皮膚炎の5歳の子どもの場合、その原因を机の裏側にある配電盤からの電磁放射線と見極め、そこから離れてもらうことで、3ヵ月後、きれいな皮膚に戻しています。丸山医師は豊富な臨床経験から、原因不明の難病なども電磁放射線が原因のことが多いと言います。

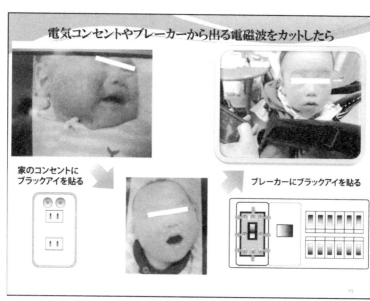

電磁放射線対策をすることで肌がきれいになった、アトピーのひどかった幼児
（丸山アレルギークリニック提供）

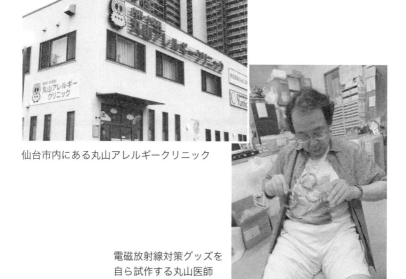

仙台市内にある丸山アレルギークリニック

電磁放射線対策グッズを自ら試作する丸山医師

3-3 化学物質・電磁放射線が増やす発達障害

■小中学生の約1割が「軽度の発達障害」

　発達障害（広汎性発達障害〈PDD〉・学習障害〈LD〉・注意欠陥多動性障害〈ADHD〉）の子どもが増えています。2012年の文部科学省の調査（全国600校の小中学校の普通学級対象）によると、発達障害の可能性のある子どもが全国に約60万人いることがわかりました。これに特別支援学校・学級の子ども、統計もれの子どもを加えると、小中学生の約1割が「軽度の発達障害」ではないかという専門家もいます。

　なぜ、発達障害の子どもたちが増えているのでしょうか。

■農薬使用量・電磁放射線被曝量と比例する発達障害

　2012年11月、米国小児科学会は、「脳の発達障害や脳腫瘍など、農薬による子どもの健康被害」を政府・社会に対して警告しました。2013年12月には、欧州食品安全機関が、ネオニコチノイド系の農薬に「子どもの脳の発達に異常をおこす」発達神経毒性がある可能性を認め、各国に規制を強化するよう勧告を出しました。

　世界各国の「自閉症、広汎性発達障害の有病率」と「単位面積当たりの国別農薬使用量」を比べると、農薬の使用量と有病率は比例しています（右頁上図）。農薬使用量1位の韓国は有病率でも1位、農薬使用量2位の日本は有病率でも2位です。

　また、米国の調査（2010年）で、「出産の前にも後にも」携帯電話を使っていた母親から生まれた子どもが発達障害になる率は1.5倍、「出産の前のみ」の場合は1.4倍、「出産の後のみ」の場合は1.2倍になることがわかっています（右頁下図）。

　化学物質と電磁放射線にはくれぐれも注意が必要です。

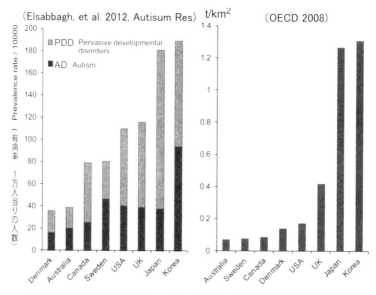

(『発達障害の原因と発症メカニズム』黒田洋一郎他著、河出書房新社より)

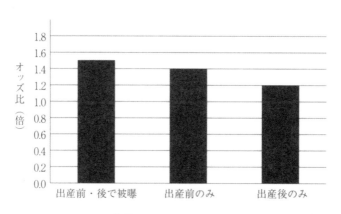

母親の携帯電話使用と子どもの発達障害
(『電磁波過敏症を治すには』加藤やすこ著、緑風出版より)

インフォメーション③
専門的な診察が受けられる医療機関

■旭川医科大学病院　女性医学科シックハウス外来
　旭川市緑ヶ丘東2条1-1-1
　☎0166―65―2111

■渡辺一彦小児科医院
　札幌市白石区本通1―南1―13
　☎011―865―8688

■国立病院機構盛岡病院
　　　　呼吸器・アレルギー科、化学物質過敏症環境アレルギー外来
　盛岡市青山1―25―1
　☎019-647-2195

■かくたこども＆アレルギークリニック
　宮城県多賀城市中央1―16-8
　☎022―368―7717

■丸山アレルギークリニック
　宮城県仙台市太白区あすと長町4-2-10
　☎022-304-1191

■青山内科小児科
　群馬県前橋市古市町350
　☎027-251-2861

■北里研究所病院　臨床環境医学センター環境医学外来（アレルギー科）
　東京都港区白金5-9-1
　☎03-3444-6161

■そよ風クリニック
　東京都杉並区荻窪2-41―12　2階
　☎03-5335-5135

■百万遍クリニック
　京都市左京区田中門前町103-5
　☎075-791-8202

■ふくずみアレルギー科
　大阪市中央区谷町1-5-6　サンユー天満橋ビル4階
　☎06-6940-2702

■国立病院機構高知病院　アレルギー科
　高知市朝倉西町1-2-25
　☎088―844-3111

4章

香害のない社会をつくる

4-1　香害を「スマート」に広く知らせる

■「CANARIA-UP（カナリアップ）」を立ち上げる

　「香害や化学物質過敏症（MCS）のことを世の中に知ってもらいたい」と、「CANARIA-UP（カナリアップ）」というプロジェクト（右頁）を2018年6月に立ち上げた人がいます。北海道倶知安町で「お菓子のふじい」を経営する㈱ふじ井の社長藤井千晶さんです。

　「カナリア」とは、「香害やMCSの悩みを抱える人」のこと。「アップ」とは、「香害の知名度のアップ」「カナリアたちの気持ちのアップ」など、さまざまなアップを意味します。

　「カナリアップ」がめざすのは、カナリアたちに情報とサポートを提供すること。目標は、

　　「『私はカナリア』を伝える仕組みづくり」

　　「『カナリア・ウェルカム』の店・施設を増やす」

　　「カナリアを仲間に迎える職場を全国に！」

　　「カナリアの事業主が仕事をできるように」などです。

■「香害ゼロ職場」宣言を

　千晶さんが「カナリアップ」を立ち上げるきっかけとなったのは、製造責任者の夫・隆良さんが2014年にMCSを発症したことです。原因は他人の服の柔軟剤の香料でした。

　夫を通して香害の危険性とMCS患者の深刻な現状を知った千晶さんは、「苦しむ人を支えたい」と2018年3月、MCSやMCSに理解のある人を対象にした求人を行いました。

　同年8月には、「香害ゼロ職場」宣言（「職場では合成香料入りのものを使いません」「職場には合成香料や香水・タバコのニオイなどの付いた衣服（や体）で入れません」「職場ではスタッフ全員が香害について理解します」）を行っています。

CANARIA-UP
香害への理解を、日本にもっと

INFORMATION

カナリアップとは

カナリアップは香害や化学物質過敏症のことを世の中に知ってもらうためのプロジェクトです。カナリアップは香害や化学物質過敏症で悩みを抱える方々（香害や化学物質過敏症の方々）に情報を提供するため、2018年6月に立ち上がりました。

香害の認知度をアップ、カナリアたちの気持ちをアップ、さまざまな意味の「アップ」を指しているので、団体名をカナリアップとしました。

代表・藤井千晶
北海道倶知安町で果樹会社を経営、数年前、夫が突如発症し化学物質過敏症と診断される。

カナリアップは、「香害」や「化学物質過敏症」の悩みを抱える人たちに寄り添い、理解者やサポーターの輪を広げていきます。

カナリアップの目標

カナリアップは次のような目標を提唱し取り組みをスタートしています。

「私はカナリア」を伝える仕組みづくり

「カナリア・フレンドリィ」なお店・施設を増やす

カナリアを仲間と思える職場を全国に！

カナリアフレンドリー商品の存在を当たり前に

カナリアの事業主が仕事をもらえるように

カナリアへ理解・配慮・応援をする人を増やそう！

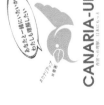

カナリアップ
香害啓発

わたしはあなたと一緒にいたい

CANARIA
THAT'S WHAT I AM

CANARIA-UP
香害への理解を、日本にもっと

あなたと一緒にいたいから わたしも理解したい

カナリアップ
香害啓発

CANARIA-UP
I CARE AND I SUPPORT

いっしょに、しよう。

産声を上げたばかりのカナリアップ。つまりまだ大きなムーブメントになっているわけではありませんが、まず一歩ずつ、しっかりとウェブサイトやSNS、印刷媒体、イベントなどを通じて情報発信や情報交換、活動の輪を広げていこうと考えています。ご理解・ご支援いただけたら幸いです。

(カナリアップ広報誌『Canaries』Vol.001 September. 2018 より)

カナリアップホームページ
https://support-canaria.com
お問い合わせ
info@support-canaria.com

4-2　公共の場の「香害ゼロ」を拡大する

■「香料不使用」28年目のハリファックス市

　「香害」のない社会をつくるには、香害の認知とともに、「香害ゼロ」の職場や公共の場を広げることです。日本でも「お願い」や「配慮」のポスターを作って「香害」の啓発をする自治体が増えてきました（右頁）。

　しかし、すでに、2011年に「職場での香料不使用を実施した都市」（北アメリカ初）として20周年を祝った自治体があります。カナダのノヴァスコシア州ハリファックスです。1991年にある病院で始まった「香料不使用」でしたが、今では同州内のほとんどの職場・学校・教会といった公共の場で、自主的に反香料方針が実施されています。

■「市職員に香料使用禁止」9年目のデトロイト市

　アメリカでも香料の自粛を呼びかける自治体や病院・学校が増えていますが、ミシガン州デトロイト市は、2010年に「市職員に香料の使用を禁止」したアメリカで最初の市になっています。

　きっかけは、2007年、同僚の強い香水で呼吸困難に陥り、仕事ができなくなった職員が、市を相手に訴訟を起こしたことでした。連邦地方裁判所は、「障害をもつアメリカ人法（ADA）」に基づいて、その職員に対する損害賠償（10万ドル）と、市とその職員・全契約業者に対して「香料禁止の方針」を採用するように求めたのです。そして、市はそれを受け入れ、実行してきました。

　日本でも、まずは公的な場である自治体・学校・病院などから「香料不使用」を広げていきたいものです。

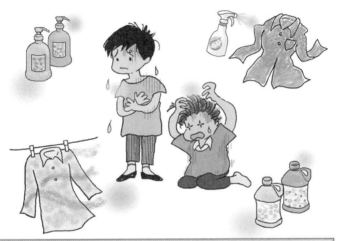

岐阜県関市のポスター

香料自粛ポスターを制作している主な自治体

栃木県宇都宮市、埼玉県、千葉県佐倉市、岐阜県、岐阜県各務原市、岐阜県関市、大阪府和泉市、大阪府大阪市、大阪府富田林市、広島県、岡山県倉敷市、島根県益田市、佐賀県ほか

4-3　自らシックスクール対策に取り組む

■教育委員会にシックスクール対策を質問

　香料が充満し、無線 LAN の電磁放射線が飛び交う学校。

　そんな学校に子どもを通わせる親は、子ども自身が化学物質過敏症（MCS）や電磁波過敏症（EHS）の場合はもとより、子どもを守るために、また自分自身を守るためにも対策が必要です。

　自身が MCS・EHS である東麻衣子さんは、2018 年に息子が大阪府堺市内の小学校に入学する際、入学の 2 年前から教育委員会に対して、「シックスクール対策をとっているか」などを質問してきました。さまざまなものに対して過敏な体質の息子や他の子どもたちに MCS・EHS を発症してほしくないという強い思いからです。入学の 1 年前には、「堺・こどもの健康と環境を考える会」を結成し、さらに詳しく無線 LAN 環境などを知るために教育委員会に公開質問状を送っています。

■就学相談で「学校生活でのお願い」を

　入学予定の小学校に対しては、数回にわたって校長・教頭先生と入念な就学相談を行い、日光アレルギーの息子が香料や農薬、電磁放射線などから健康被害を受けないように、10 項目にわたって「お願い」をしてきました（右頁）。そして、そのほとんどの項目に関して、聞き入れられるか、真摯に対応してもらうことができています。入学式当日には、式の後、校長先生からの提案で、保護者に対して「香料自粛のお願い」のチラシを配り、香害に関する話もしています。

　我が子や他の子どもたちを香害・電磁放射線の害から守るためには、気づいた大人が、まず、自ら行動することが一番大切ではないでしょうか。

学校生活でのお願い	結果
① 教室内のアクセスポイント タブレット PC など、無線 LAN を使用する授業以外はアクセスポイントの電源オフを希望。当初、電源マルチタップでオン・オフの予定だったが、アクセスポイントに近づく度に被曝することを懸念。『電磁波研会報』(111 号 15p) の「手元スイッチ」を知り学校に寄附。	タブレット PC をテレビ画面に映すときは有線接続。 無線 LAN 使用時以外は担任の先生が「手元スイッチ」で電源オフ。
② 電磁波シールド帽子の着用 無線 LAN を使用する授業では電磁波シールド帽子を着用させてほしい。	OK。
③ 座席について アクセスポイントから一番離れた座席を希望。	OK。
④ 香料自粛のポスターの掲示及び、「保健便り」などで、香料自粛やナチュラルクリーニングについての文章を寄稿したい。	校長先生の提案により、入学式の後に保護者の前で香料自粛の呼びかけの書面を配り、お話させていただいた。 「学年便り」「保健便り」で香料自粛、化学物質過敏症について記載。保護者の方々のご理解とご協力のおかげで、柔軟剤のニオイ移りがほとんどなく、学校生活を過ごしている。
⑤ トイレの芳香剤の撤去もしくは活性炭の設置。	トイレの芳香剤は PTA 管轄だが、学校側が事情を話してくれ、子どもが使用する階のトイレに活性炭を設置してもらえた。
⑥ 農薬散布の中止または薬剤変更。代替品として BT 剤、セルコートアグリ、ジックニームを提案。	毎年、近隣住民から害虫の苦情がでるため、農薬散布は必須。BT 剤を使用してもらう。
⑦ 学校の工事や農薬散布は事前告知を希望	OK。 工事に関しては教育委員会施設課と連携。 工程表や安全データシートを見せてもらう。
⑧ 無添加の手洗い石けんの持ち込み。	OK。
⑨ 給食のアレルギー対応。	除去できない食材に関しては弁当持参。
⑩ 日光アレルギーのため通学帽、赤白帽に紫外線防止の特殊生地を取り付けたい。屋外活動及びプールではラッシュガードを着用希望	OK。

東さんが就学相談で行った「学校生活でのお願い」とその「結果」
(『電磁波研会報』第 112 号、2018/5/27 より)

インフォメーション④
化学物質過敏症ってなんだろう？

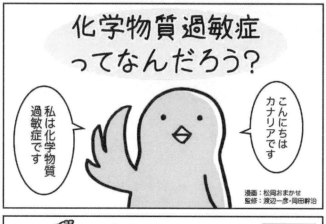

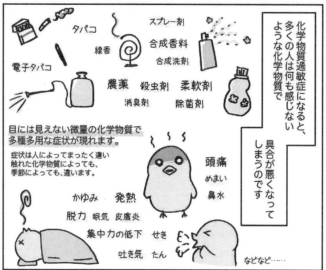

（カナリアップ広報誌『Canaries』Vol.001 September. 2018 より）

5章

香害から身を守るために

5-1　シンプルな石けんライフを

■合成洗剤は石けんに

　香害から身を守るには、化学物質を体内に取り込まない生活をすることが大事です。私たちの日常は、化学物質を使った商品であふれていますが、できるだけそれらを使わないシンプルな生活をすることが大切です。まずは、合成洗剤を石けんに切り替えることです。合成洗剤は、化学物質によって作られた「合成界面活性剤」が主原料です。

　そして、芳香柔軟剤や消臭・除菌スプレーは使わないことです。洗濯物を柔らかくしたければ、干す前に何度もパタパタと振れば柔らかくなります。何か使いたいという人は、重曹、食酢、クエン酸などでニオイの吸着や消臭を行いましょう。

　「口に入れても大丈夫なもの」が使用の基本です。

■経皮吸収される毛染め剤などは使わない

　化学物質が体内に入る経路には3つあります。口からの「経口吸収」、鼻からの「経鼻吸入」、皮膚からの「経皮吸収」です。

　香害は経鼻吸入です。化学物質が嗅神経から直接脳に入るので、深刻な健康被害を起こします。要注意です。

　経皮吸収にも注意が必要です。経皮吸収される化学物質（経皮毒）は体の部位によっても異なりますが、もっとも多く吸収するのが生殖器です。1年に1～4回毛染めする女性は、卵巣がんになる確率が70％上昇するという研究（米・ハーバード大学、1993年）があります。

　ウエットティッシュに含まれる塩化ベンザルコニウムなどの有害物質も経皮吸収されます。使わないことです。

市販の○○剤のかわりに

市販の消臭剤や抗菌剤にかわる、重曹の代表的な使い方をご紹介します。重曹には医療機関で使われる「医療グレード」、料理用の「食用グレード」、洗浄などに使う「工業用グレード」の3つが。こどもが口に入れても安全なよう、「食用グレード」を使用してください。

においが気になるとき

使用済み紙おむつや生ゴミ

「重曹」

粉のまま　適量

おむつバケツに紙おむつを入れるたび、台所の生ゴミ臭が気になったとき、重曹をたっぷりふりかける。においと湿気がかなりとれる。

服

「重曹水（リフレッシュナー）」

水200ml、重曹小さじ1

ボトルに入れておき、気がついたときにスプレーする。ハンガーにかけておけば、しわのばしにもなる。においのもととなる汗や皮脂の汚れを分解するため、いやなにおいを発しづらくなる。夏は襟や脇にスプレーすると、サラサラで気持ちよい。そのまま洗濯でき、汚れ分解力もアップ。

お布団にしみついたおしっこ臭

「重曹水」「ビネガー水」各適量

「重曹水」適量／水カップ1に対して重曹小さじ半分（1%）が目安で、適宜濃くしたり薄くしたりしてかまわない。濃すぎると溶け残ってムダになるので注意

「ビネガー水」適量／穀物酢をはじめ、米酢、ホワイトビネガーなどを、そのままか、水で2～3倍に薄める。クエン酸の場合は水カップ1に対して小さじ1／2を溶くとビネガー水になる

❶におう部分に濃いめにつくった重曹水をスプレーする。
❷乾いたらたっぷりとビネガー水をかけ、きれいな乾いた布で湿り気をとることを何度かくり返す。
❸よく日に干して乾かす。❶～❸を何日かくり返せばだんだんにおいが消えるはず。

＊ビネガーは微生物の繁殖を抑えたり、悪臭を飛ばしたりする作用がある。この場合、おしっこ臭の原因のアンモニア化合物を分解してくれる。

カーテンやソファ

「エアウォッシュスプレー」

水200ml、重曹小さじ1
香りをつけたい場合は、好みの精油2～3滴

❶スプレーボトルに重曹と水を入れ、よく振って溶かす。
❷精油を2～3滴入れてよく振る。ボトルが耐油性であることを必ず確認すること。
＊精油やハーブなど香りがするものは、虫は嫌がり、天然の虫よけになる。

市販の消臭剤・抗菌剤のかわりに重曹を
（『ちいさい・おおきい・よわい・つよい』vol. 107 より）

5-2　有害化学物質を取り込まない食事を

■無農薬の食材を選ぶ

　口から有害化学物質を取り込まないためには、極力、農薬を使っていない食材を食べることが大事です。小さければ小さいほど有害化学物質の影響を受けますので、妊娠中の女性（胎児）、乳幼児、子どもには農薬を使っていない食材が大切です。無農薬の食材を使った和食（ご飯・味噌汁・野菜や魚を使ったおかず・漬物）がいちばんバランスのよい食事です。

　福島原発事故の影響から、放射性物質で汚染されたキノコや山菜がまだありますので、食材は放射性検査をした1Bq（ベクレル）／kg以下のものを選ぶようにしましょう。

■「ま・ご・わ・や・さ・し・い」食材を使う

　外食を減らし、自分で選んだ安全な食材で料理をしたいものですが、レトルト食品や加工食品を使う場合には注意が必要です。それらの食品からはミネラルがほとんどぬけおちている場合が多いので、ミネラルを補うことが必要です。

　ミネラル・ビタミンが豊富でデトックス効果もある食材は、「ま・ご・わ・や・さ・し・い」食材です。「ま」は豆類、「ご」はゴマ（種実類）、「わ」はワカメ（海藻）、「や」は野菜、「さ」は魚、「し」はシイタケ（キノコ）類、「い」はイモ類です。

　調味料も大事です。昔ながらの酵母の生きている発酵食品を選びましょう。また、活性酸素を消す効果の高いネギ・玉ネギ・ニンニク・ショウガをよく食べることも必要です。

　食事の際に「よく噛む」こともお勧めです。噛めば噛むほど唾液が出て、食品中の農薬や添加物などの有害成分を除去してくれるからです。目標は「1口30回」です。

生活全般において有害化学物質から身を守るためのポイント

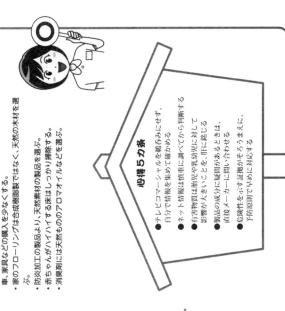

食
- 農薬が少ない野菜や果物を選ぶ。
- 妊娠中は水銀レベルの高い大型の魚（マグロなどの食べ過ぎに注意する。
- 乳製品の過剰摂取に注意し、加工食品、食品添加物の摂取を減らす。
- プラスチック製品の使用を減らす。とくに柔らかいプラスチックを避ける。
- 食品を電子レンジにかけるときは、プラスチック容器を使用しない。
- フッ素樹脂加工やアルミニウム製の調理器具を使用しない。
- レトルトパックスの食品を、袋ごと鍋で温めない。

衣類
- 子どもの近くで防水スプレーを使用しない。
- 抗菌グッズの購入を減らし、防カビ加工のソックス、靴、衣類は避ける。
- 形態安定加工の衣類を購入しない。
- 消臭・除菌スプレーの使用を避ける。

洗浄・化粧品
- 薬用せっけんより、普通のせっけんを使う。
- 合成洗剤よりせっけんを使用し、柔軟剤の使用は控える。
- 合成香料入りのにおいのきつい製品は使用しない。
- フッ素入り歯みがき剤は使用しない。
- 妊娠中のヘアカラーやネイル、とくに子どものヘアカラーはやめる。
- 妊娠中の化粧品の使用は最低限にしオーガニック、無香料、無添加を選ぶ。

薬
- 抗生物質の使用は必要最小限にして、抗菌剤はなるべく使わない。

殺虫・除草
- 家庭での殺虫剤の使用はやめる。
- 室内でペットのノミ・ダニ二退治の薬剤を使用しない。

家具・建材
- ベビーカーやこども部屋に殺虫プレートを吊るさない。
- 保育園・学校などでは殺虫剤や除草剤を使用しないように要請する。
- 新しい製品からは有害物質がたくさん揮発するため、妊娠中は新しい家具、家電などの購入を少なくする。
- 家のフローリングは合成樹脂製ではなく、天然の木材を選ぶ。
- 防炎加工の製品より、天然素材の製品を選ぶ。
- 赤ちゃんがハイハイする床はしっかり掃除する。
- 消臭剤には天然もののアロマオイルなどを選ぶ。

心得5カ条
- テレビコマーシャルを鵜呑みにせず、自分で情報を集めてから確かめる
- ネット情報は慎重に調べてから判断する
- 有害物質は胎児や乳幼児に対して影響が大きいことを、肝に銘じる
- 製品の成分に疑問があるときは、直接メーカーに問い合わせる
- 危険性を示す証拠がそろうまえに、予防原則でいちはやく対応する

（『知ってびっくり子どもの脳に有害な化学物質のお話』水野玲子著、食べもの通信社より）

5-3　電磁放射線の少ない環境を

■基地局や高圧送電線から離れた場所に住む

　化学物質過敏症にならないためには、電磁波過敏症にならないよう、電磁放射線の少ないエリアに住むことが大事です。携帯電話基地局から500メートル、高圧送電線から300メートル以上離れた場所が理想的です。自宅マンションの上など、近距離に基地局がある場合には、防御するなどの対策が必要です。NTTドコモが2016年から「マンホール型基地局」の設置（右頁）を始めていますので、注意が必要です。

■無線LAN（Wi-Fi）を室内に設置しない

　電磁放射線の少ない住宅に住むことも大事です。自ら無線LAN（Wi-Fi）を設置しないことです。無線LANのある空間は、電子レンジの中にいるのと同じ状態です。無線LANも電子レンジも、周波数2.45GHz（ギガヘルツ）（1秒間に24億5千万回振動）の電磁放射線を使っています。

　細胞分裂が活発な組織ほど悪影響を受けますので、赤ちゃんや小さな子どもがいれば、無線LANはすぐに取り外しましょう。電磁放射線は、国際がん研究機関（IARC）が「発がんの可能性あり」と認めた発がん性物質です。夜寝る間だけでも「一時的に切る」ことをお勧めします。

　スマートメーター（電気の使用量を電磁放射線で30分ごとに送信する電力検針器）の設置も、自宅の電磁放射線量が増えるので危険です。交換は法的義務ではありませんので、有線のメーターを主張しましょう。

　スマートフォンなどを使う際のポイントは「距離をとる」「使う時間を短くする」です。

★要注意!!

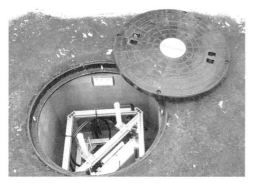
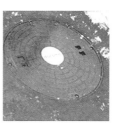

〈基地局からの電波強度測定結果〉

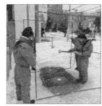
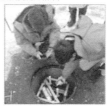

ドコモが設置をすすめているマンホール型基地局
(ドコモHPより)

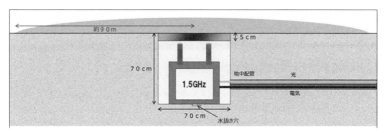

サービスエリアのイメージ
(ドコモHPより)

インフォメーション⑤
「香害から身を守る」ための本・映画

『スマホ汚染 新型複合汚染の真実!』(古庄弘枝著、鳥影社)

『スマホ汚染(電磁放射線被曝)から赤ちゃん・子どもを守る』
　　(古庄弘枝著、鳥影社)

『あらかい健康キャンプ村 日本初、化学物質・電磁波過敏症 避難施設の誕生』
　　(古庄弘枝著、新水社)

『化学物質過敏症 BOOK 症状・原因・しくみ・診断・治療』
　　(宮田幹夫著、アメリカ環境健康財団日本支部)

『CS支援』77号・78号(香料の健康影響)(化学物質過敏症支援センター)

『香害 そのニオイから身を守るには』(岡田幹治著、金曜日)

『香害110番 香りの洪水が体を蝕む』(日本消費者連盟)

『香りブームに異議あり』(ケイト・グレンヴィル著、鶴田由紀訳、緑風出版)

『知ってびっくり 子どもの脳に有害な化学物質のお話』
　　(水野玲子著、食べもの通信社)

『化学物質過敏症から子どもを守る』(北條祥子著、芽ばえ社)

『もし化学物質過敏症になってしまったら』(足立和郎編著、アットワークス)

『おそい・はやい・ひくい・たかい』(ジャパンマシニスト社)
　　79号「香り、化学物質で苦しむお友だち」
　　107号「こどもの空気環境汚染中!?」

『シックスクール問題と対策』(加藤やすこ著、緑風出版)

『石けんのススメ』(合成洗剤をやめていのちと自然を守る埼玉連絡会)

『地球を脅かす化学物質』(木村一黒田純子著、海鳴社)

『安全な生活をするための食品・生活用品リスト』
　　(化学物質過敏症支援センター)

『あなたのいのちを守る安全な食べもの百科 食は「いのち」偽装などもって
　　のほか』(西川栄郎編著、コモンズ)

映画『いのちの林檎』(環境難民・化学物質過敏症患者の実態)
　　(いのちの林檎製作委員会)

6章

化学物質過敏症サバイバーたち

6-1 セルフヘルプグループ
「CS 和の会」主催　猿渡温美さん

■発症者のための会をつくる

　突然、化学物質過敏症（MCS）を発症したとき、もっとも頼りになるのは同じ発症仲間です。そんな MCS 発症者のために、セルフヘルプグループ「CS 和の会〜化学物質過敏症の仲間たち」を立ち上げたのが猿渡温美さんです。彼女は 2001 年に自宅の外装工事がきっかけで MCS を、翌年には電磁波過敏症（EHS）も発症しました。

　2007 年にかながわボランティアセンターにグループ登録をし、「定例会」（隔月）と「おしゃべり会」（随時）を行なっています。普段は孤独に過ごしている人も、悩みや苦しみを共有できる貴重な場として遠くから参加してきます。登録会員は約 90 名。その内、8 割方の人が EHS を併発しています。

■アルミ付き防御シートで頭・心臓を保護

　会では、以前、「緊急の際のお願い」カード（文面は右頁上）を作っていました。それを示すことで連絡先やかかりつけの医療機関などに連絡をつけてもらうためです。

　最近、温美さんは電車に乗る際、「私の頭や心臓の近くでスマホなどの通信機器を使わないでください」というアルミ板のシート（右頁下）を掲げています。急激に増えた電磁放射線から身を守るためです。「スマホ電源オフ車両」、せめて「オフスペース」があれば安全が保障されるのですが、それもない現在、自分で防御しなくては外出が困難だからです。

　温美さんは MCS・EHS になっても、閉じこもるのではなく、自らを守る術を自ら工夫し、「行きたいところに行く自分」であり続けています。

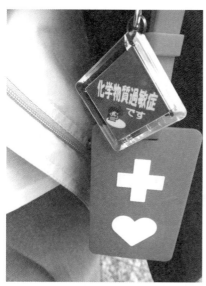

温美さんが外出の際に必ずつける
「ヘルプマーク」など

緊急の際のお願い
私は化学物質過敏症・電磁波過敏症です

一般の医療機関で治療を受けようとすると、院内で使われている建材や薬剤・消毒、医療機器から発生する電磁波などに反応して症状が悪化します。治療の際は慎重な対応が必要です。

意識不明の重体になり、私自身でその説明ができないときは裏面記載の緊急連絡先および医療機関に問い合わせてください。

よろしくお願いいたします

「緊急の際のお願い」カードの文面

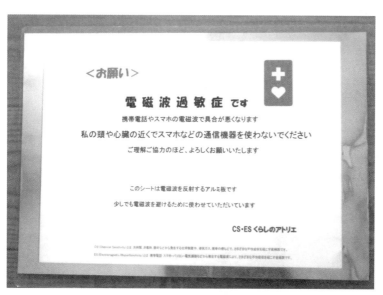

ヘルプマーク（赤色）をつけた〈お願い〉のアルミシート
温美さんは電車に乗る際、これを頭の近くに掲げて使う

6-2 「設楽茶油」の商品化で起業　杉浦篤さん

■耕作放棄地の茶玉から天然100%の茶油を

「天然の素材として茶玉（茶の実）を活用できないか」

そんな思いから、耕作放棄された茶畑の茶玉を使って、天然100%の茶油を作り出した人がいます。化学物質過敏症（MCS）サバイバーの杉浦 篤さんです。彼は2018年4月、愛知県設楽町田峯地区で「山の搾油所」を立ち上げ、「設楽茶油」の製造販売を始めました（右頁）。

茶油は肌への刺激が弱く、保湿性が高く、肌の状態を健康に整える高機能化粧油であることから、アトピー性皮膚炎、化学物質過敏症の人も安心して使えるスキンケアオイルです。

■専門知識・療養経験を活かしながら健康的に暮らす

大学と大学院で植物分子生物学を専攻し、基礎生物学研究所（岡崎市）で研究生活を送っていた杉浦さんがMCSになったのは2012年。きっかけは香りの強い合成洗剤でした。その後はさまざまな化学物質に反応し、全身の痛み・痺れ・思考力低下などに。重症時には寝たきり状態にもなりました。

研究所を辞め、豊田市の山間部で療養に専念した後は「地域おこし協力隊」に応募して、2015年、設楽町に移住。自然観察ガイドの他、MCS患者限定のツアーを開催するなどの試みも行ってきました。

そんなとき、目についたのが茶玉。かつての研究仲間に成分の分析や効能の調査を依頼し、製品にしたのが設楽茶油でした。起業は、「専門的な科学知識や療養経験を活かしながら、健康的に暮らすため」の生きる術、「受け入れてもらった地域への恩返し」でもありました。

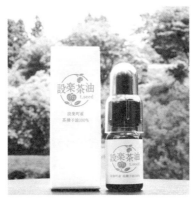

商品化された「設楽茶油」

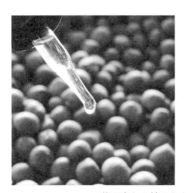
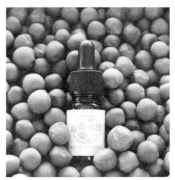

茶の実から搾られた天然100%の茶油

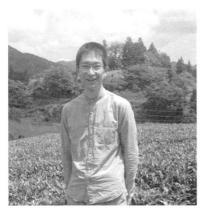

茶畑に立つ杉浦さん

「山の搾油所」の連絡先
愛知県北設楽郡設楽町田峯
　　　　　　字向イ11番
TEL　050-5317-4555

6-3 アトピー・アレルギーの子にも安心な家庭保育室開設　松岡かよ子さん

■エコマンションの自宅で「安心・安全の保育」

　自分自身が化学物質過敏症（MCS）になった経験を活かして、アトピー、アレルギー、シックハウス症候群の子どもたちにも配慮した保育をしているのが松岡かよ子さんです。彼女は東京都町田市にあるエコマンションの1階にある自宅で2007年から「ななくさ家庭保育室」（右頁）を開いています。

　保育するのはゼロ歳児から3歳未満までの5人。床は天然無垢の木材で床暖房完備。壁は天然の漆喰壁。給食は無添加・無農薬のオーガニックな食事を手作りしています。保護者には石けん生活をお願いしており、一般の保育園のように子どもたちの衣類から柔軟剤が揮発してくることがありません。

■8つの対策で現職に復帰

　1988年から一貫して保育の仕事に携わってきたかよ子さんがMCSになったのは2004年。物置に塗ったペンキが原因でした。発症後4ヵ月は症状が悪化し、半年間は「寝たり起たりの生活」も。しかし、以下の対策をとった結果、2年半後にはほぼ以前と同じ生活に戻ることができました。

　①自宅でサウナをする　②早朝にジョギングをする　③筋肉トレーニングをする　④「自律訓練法」を行う　⑤毎日、野菜を食べる　⑥「化学物質過敏症日記」を書く　⑦「回復対策表」をつくる　⑧「コウ・カウンセリング」をする

　回復のポイントは、「早期発見・早期治療（対策）」「周りの協力」「情報収集と自己努力」の3点。「MCSになっても回復することができ、仕事も継続することができる」。それを証明している彼女はMCS患者の頼もしい存在となっています。

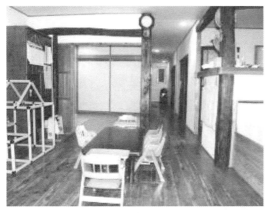

香害のない保育室

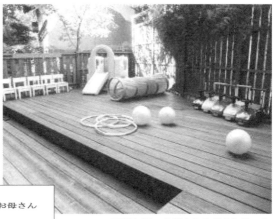

天然無垢の木材をふんだんに使った
保育室のデッキ

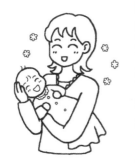

ななくさ家庭保育室のパンフレット

連絡先
東京都町田市能ヶ谷7丁目
　　きのかの家
　　　　TEL・FAX　042-738-7059

6-4 化学物質過敏症患者による化学物質過敏症患者のための憩いの場「はなちゃんカフェ」を経営　伊藤香さん

■支援・情報交換の場として自宅を開放

「本人は死にたいと思い、周りは死んでくれと思う。そして、実際に死んでしまって、周りは良かったと言う」（化学物質過敏症〈MCS〉を苦に自殺した女性の夫の言葉）理不尽な現実。また、家族に理解されない苦しみから、3歳の娘を刺して自殺を図ったMCS女性の自殺未遂事件。

こんな事件を耳にするにつけ、「MCSのために家族がバラバラになるのが悲しい」と心を痛めてきた伊藤 香さん。自身MCSと電磁波過敏症（EHS）の彼女は、「自分の体験が少しでも役にたつなら」と自宅を開放して、患者の支援と情報交換の場「はなちゃんカフェ」を2017年から開いています。

■剝離剤への曝露から4年間の避難生活へ

2012年10月、香さんと夫は自宅床のフロアマニキュア剝離作業に使われた剝離剤のために強度のMCSに。彼女は銀行員の仕事を辞めざるを得なくなりました。その後約4年間は自宅にも戻れず、仮住まいを余儀なくされます。その間の同年12月には、仮入居マンションで有害物質トルエンジイソシアネートに曝露。MCSは悪化し、五感全てが過敏になります。

2014年3月には、別の仮住まいでEHSも発症。事故当時、妊活を始めたばかりでしたが、事故後はエストロゲンが検出できない状態になり、妊娠も諦めざるを得なくなりました。そんな体験をしている彼女だけに、MCSゆえの悲劇は人ごとではないのです。カフェには100を超える本・資料も。

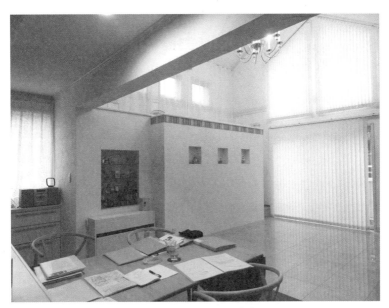

「はなちゃんカフェ」の室内

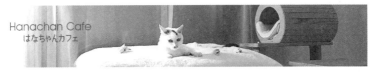

「はなちゃんカフェ」というHPも運営
名前の由来となった「はなちゃん」(猫)の写真が迎えてくれる

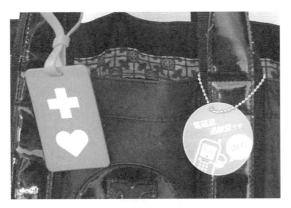

香さんが外出する際に持参するバッグ
ヘルプマークと電磁波過敏症のマークは必ずつけている

6-5 奈良県御杖村に「環境村」をつくりたい
　　　小林恵利子さん

■避難場所を提供

　化学物質過敏症（MCS）や電磁波過敏症（EHS）になったとき、まず思うのは、「すぐに駆け込める避難場所がほしい」「化学物質や電磁放射線のない安全な場所に住みたい」ということです。現在、奈良県御杖村でMCS・EHS患者が住める別荘を貸すというかたちで避難場所を提供している人がいます。小林恵利子さんです。彼女は、「あらかい健康キャンプ村」（福島県南会津町）で約1年間療養したのち、2012年から御杖村で暮らしています。村内の古い別荘地「赤目グルーンビレッジ」にある別荘に手を入れて住んでいましたが、現在はその場所をMCSの方に貸し、自身は携帯圏外で周囲1km以内にスマートメーターのない場所に家を建てて住んでいます（右頁）。

■「安全な場所」に移住しませんか

　重度のEHS・MCSである恵利子さんは、別荘地をEHSの人が安心して暮らせるように、別荘周辺のスマートメーター計31台をアナログメーターに交換、または撤去させています。

　自身が電磁波難民として放浪した末に見つけた「安全な場所」だけに、EHS・MCSで苦しむ人に、この地への移住を勧めています。別荘地内には約150棟の別荘がありますが、定住者がいるのは約15棟、使われているのは約50棟です。

　人が少ないので香害に苦しむ心配も、田畑がないので農薬に苦しむ心配もありません。MCS患者にも安心の場所となっています。「この地にEHSやMCSの人たちがたくさん住むことで、ここを環境村にしたい」というのが、恵利子さんの願いです。

　　@連絡先（FAXのみ）　0745-95-2078

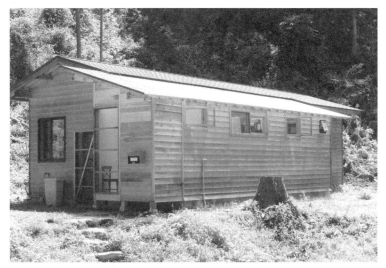

携帯圏外の場所に建つ恵利子さん宅

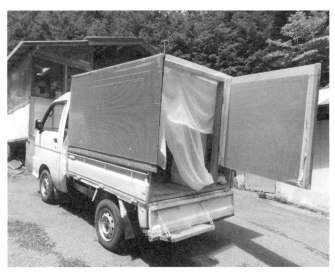

シールドクロスで電磁放射線を防いだBOX付の軽トラ
この車で恵利子さんは、行きたい所へはどこまでも行く。運転は夫。

★恵利子さんが御杖村にたどりつくまでのストーリーは、
拙著『あらかい健康キャンプ村　日本初、化学物質・電磁波過敏症避難施設の誕生』
（「スーパー営業ウーマン」から「電磁波難民」に）（新水社）を参照してください。

インフォメーション⑥
下水処理場下流に生息する あらゆる生き物の中に合成ムスク

　オーストラリアを代表する作家ケイト・グレンヴィルさんが、香水などのフレグランス製品で頭痛が起きることから、自らの体験をもとに、『香りブームに異議あり』(緑風出版)を出版しました。同書には医学論文や文献に基づく深刻な香害の実態が記されていますので、その一端を紹介します。

■下水処理場下流に合成ムスクが元の姿のまま存在

　下水処理場には全世帯の洗濯排水が流れ込みます。しかし、従来の処理システムではその中の合成ムスクを処理できず、処理場下流では、もとの姿のままの合成ムスクが「無視できないほどの量」「どこの水域にもあまねく」見られたということです。そして、その水域に生息するあらゆる生き物の体内から合成ムスクが見つかっています。

　ムスクとはオスのジャコウ鹿の分泌物からとれる香料。合成ムスクとは、ジャコウの香気(ムスク香)をもつ有機化合物のうち、人工的に合成された香料の総称です。

■合成ムスクへの曝露でホルモンバランスに乱れ

　合成ムスクは人体にも取り込まれており、調査対象となった人の90％以上から見つかっています。また、フレグランス製品をたくさん使っている女性ほど、その赤ちゃんがたくさんの合成ムスクに曝露することもわかっています。

　下水処理場下流に生息する魚や貝などの生殖器は、オスは「メス化」、メスは「オス化」していました。人間でも男児の停留精嚢、尿道下裂、肛門性器間距離の短縮などが増えています。これは、彼らが母親の子宮内で合成ムスクに曝露したことにより、男性ホルモンのバランスが乱され、男性的な性器の発達が邪魔された結果かもしれません。

電磁放射線過敏症患者たちの切実な訴えと対策法

5Gストップ！　　古庄弘枝著

電磁波過敏症患者たちの訴え＆彼らに学ぶ電磁放射線から身を守る方法

長周新聞で7回連載。5Gストップシリーズ第2弾！

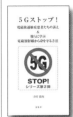

「私たちは電磁放射線の危険性を身をもって知っている。だから5G（第5世代移動通信システム）が始まってもその避け方がわかる。だけど、知らない多くの人たちは無防備に被曝するのではないか。特に、子どもたちが心配だ」との電磁波過敏症（EHS）の人たちの声を聞き、本書を企画しました。EHSの人たちの訴えを知らせるとともに、彼らの行っている「電磁放射線から身を守る方法」を広く知っていただきたいのです。

鳥影社刊　ムック判　60ページ　定価550円（税込）

5Gストップシリーズ第1弾！大好評3刷

5G（第5世代移動通信システム）から身を守る
古庄弘枝著

5Gとは何か。何が危険か。身を守る方法は？

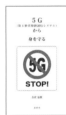

2020年に商用サービスが始まった5G（第5世代移動通信システム）は、地球と地球上に生息している全ての生物に対して、その生存をおびやかす脅威です。
目先の利益や便利さのために、動植物の命を傷つけ、地球のシューマン共振に悪影響を及ぼす。それらの行為は、ひいては自分自身の首をしめ(精子の劣化・自然流産・がんの増加・認識機能障害・循環器障害など)、次世代の命をも危険にさらすことになるのです。

鳥影社刊　ムック判　60ページ　定価550円（税込）

単行本版（本体1980円＋税）も好評発売中！

スマホ汚染から赤ちゃん・子どもを守る
（電磁放射線被曝）　古庄弘枝著

「電磁放射線を浴びない権利」の認知を！
自分と大切な人々を電磁放射線から守ってください。

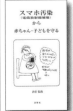

　現在の電磁放射線をめぐる社会の状況は、タバコの分煙が常識となる前の状況とよく似ています。携帯電話やスマートフォンをまったく使わない胎児や赤ちゃん、幼児などが、みな一律に電磁放射線被曝を強いられているのです。
ますますひどくなる電磁放射線汚染のなかで、自分や胎児、赤ちゃん、子どもたちを電磁放射線被曝から守るためには、自分で自衛策をとるしかありません。

鳥影社刊　ムック判　56ページ　定価550円（税込）

身体の中に溜まる電気磁気（邪気）を取り去ることで
ALS・がん・難病に一助二助、ときに大助となる奇跡の療法

ALSが治っている
（筋萎縮性側索硬化症）

純金製の氣の療法「御申�ათ療法」(ごしんじょう)

古庄弘枝著

ALS（筋萎縮性側索硬化症）に御申鈺療法が助けになっていると聞き、それはとても自然な気がしています。（日本画家・千住博さん）

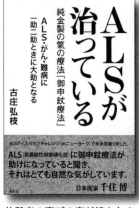

体験者の喜びの声が続々と！

ALSの人・すべての難病の人に御申じょう療法を受けてほしいです

（ALSが治り、御申鈺療法師となった島田雅彦さん）

治療をくり返すことで加速度的に心の平穏が得られます（ALS患者）

御申じょうは家族の苦悩と疲労も癒してくれます（ALS患者の妻）

トップアスリートたちが絶賛！痛みがとれ体が動く！

スポーツ選手にとって御申鈺は武器です。鬼に金棒です

（ボクシングチャンピオン）

驚いたのは御申鈺の「異次元の即効性」です

（トップアスレティックトレーナー）

鳥影社刊　四六判　298ページ　定価1760円（税込）

― 本冊子および上記書籍の注文は鳥影社まで ―

- FAX　　　0120-586-771（24時間受付）
- TEL　　　03-5948-6470
- Mail:　　order@choeisha.com

〈著者紹介〉

古庄弘枝(こしょう　ひろえ)

大分県・国東半島生まれ。ノンフィクションライター。
著書に以下のものがある。
『ALS が治っている　純金製の氣の療法「御申鈹療法」』(鳥影社)
『5G ストップ！電磁波過敏症患者たちの訴え＆彼らに学ぶ電磁放射線から身を守る方法』(鳥影社)
『5G（第 5 世代移動通信システム）から身を守る』(鳥影社)
『スマホ汚染　新型複合汚染の真実！』(鳥影社)
『スマホ汚染（電磁放射線被曝）から赤ちゃん・子どもを守る』(鳥影社)
『マイクロカプセル香害―柔軟剤・消臭剤による痛みと哀しみ』(ジャパンマシニスト社)
『携帯電話亡国論　携帯電話基地局の電磁波「健康」汚染』(藤原書店)
『あらかい健康キャンプ村 ―日本初、化学物質・電磁波過敏症避難施設の誕生』(新水社)
『見えない汚染「電磁波」から身を守る』(講談社＋α新書)
『沢田マンション物語―２人で作った夢の城』(講談社＋α文庫)
『モー革命 ― 山地酪農で「無農薬牛乳」をつくる』(教育史料出版会)
『どくふれん（独身婦人連盟）―元祖「シングル」を生きた女たち』(ジュリアン)
『彼女はなぜ成功したのか』(はまの出版)
『就職できない時代の仕事の作り方』(はまの出版)
『「わたし」が選んだ 50 の仕事』(亜紀書房)
『女たちのロングライフ物語　老人ホームではなく大家族をつくる』(鳥影社)

香害（化学物質汚染）から身を守る

定価（本体 500 円＋税）

乱丁・落丁はお取り替えします。

2018年 12月 19日初版第1刷発行
2021年　9月 20日初版第3刷発行
著　者　古庄弘枝
発行者　百瀬精一
発行所　鳥影社 (www.choeisha.com)
〒160-0023　東京都新宿区西新宿3-5-12トーカン新宿7F
電話 03-5948-6470, FAX 0120-586-771
〒392-0012　長野県諏訪市四賀229-1(本社・編集室)
電話 0266-53-2903, FAX 0266-58-6771
印刷・製本　鳥影社印刷部
© Hiroe Kosho 2018 printed in Japan
ISBN978-4-86265-717-6　C0030